OPÉRATION CÉSARIENNE

PRATIQUÉE AVEC SUCCÈS

A LONGUÉ (MAINE-ET-LOIRE)

Le 30 novembre 1879

PAR

Le Dr CATERNAULT (Stanislas)

EX-PROSECTEUR A L'ÉCOLE PRÉPARATOIRE D'ANGERS
EX-INTERNE DES HOPITAUX DE LA MÊME VILLE
EX-SECRÉTAIRE ET ASSISTANT DE KŒBERLÉ DE STRASBOURG
MEMBRE DE L'INSTITUT DOSIMÉTRIQUE DE PARIS, ETC.

ANGERS
IMPRIMERIE LACHÈSE ET DOLBEAU
13, Chaussée Saint-Pierre, 13

1880

DÉPÔT LÉGAL
MAINE et LOIRE
N° 191
1880

OPÉRATION CÉSARIENNE

PRATIQUÉE AVEC SUCCÈS

A LONGUÉ (MAINE-ET-LOIRE)

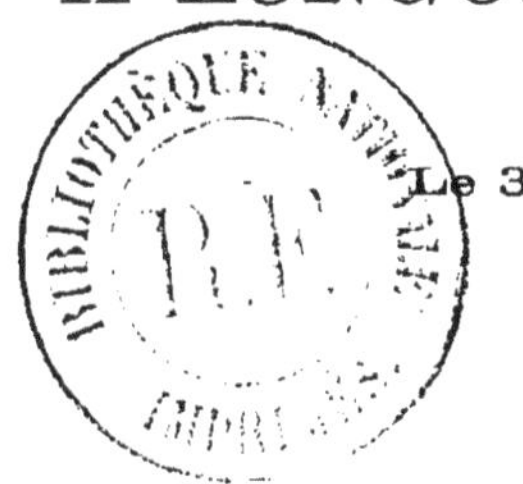
BIBLIOTHÈQUE NATIONALE
R.F.
IMPRIMÉS

Le 30 novembre 1879

PAR

Le Dr CATERNAULT (Stanislas)

EX-PROSECTEUR A L'ÉCOLE PRÉPARATOIRE D'ANGERS
EX-INTERNE DES HOPITAUX DE LA MÊME VILLE
EX-SECRÉTAIRE ET ASSISTANT DE KŒBERLÉ DE STRASBOURG
MEMBRE DE L'INSTITUT DOSIMÉTRIQUE DE PARIS, ETC.

ANGERS
IMPRIMERIE LACHÈSE ET DOLBEAU
13, Chaussée Saint-Pierre, 13

1880

OPÉRATION CÉSARIENNE

PRATIQUÉE AVEC SUCCÈS

A LONGUÉ (MAINE ET LOIRE)

Le 30 novembre 1879 je fus appelé par mes collègues, MM. les docteurs Assier et Chailloux, auprès de la femme Girard, demeurant à Longué, où elle exerce la double profession d'aubergiste et de fermière. Cette femme, âgée de 28 ans, d'une taille de $1^{m},57$, est brune, lymphatico-sanguine, très surchargée de graisse et boîteuse (ancienne coxalgie). Ses règles furent difficiles au début et toujours pénibles jusqu'à cette dernière grossesse. Mariée depuis plusieurs années, elle accoucha en 1875, après plusieurs jours d'un travail laborieux et des tentatives nombreuses d'applications de forceps, d'un enfant à terme, mais mort. Cet accouchement ne peut guère s'expliquer que par l'état de mort et de dislocation du fœtus ; car le bassin de cette femme, fille d'une mère rachitique, présente dans son diamètre bi-iliaque un rétrécissement très appréciable, dû à une sorte de refoulement en dedans de l'os des îles ; refoulement qui, existant du même côté que la coxalgie, doit remonter à la même époque et reconnaître la même cause.

Enceinte de nouveau en 1879 et à terme fin novembre, le travail était commencé depuis trois jours, les eaux rompues depuis trente-six heures, environ, quand je fus appelé près d'elle par mes deux collègues.

Femme épuisée, utérus encore contractile, fœtus probablement en première position, tête appuyée sur le détroit supérieur, mobile, ne pouvant s'engager à cause du rétrécissement, d'où impuissance du forceps. Parties génitales endolories, tuméfiées.

En présence de ces faits, je proposai l'opération qui finit par être acceptée.

Opération.

Pas de chloroforme, attendu l'état d'épuisement, la crainte des vomissements et le caractère énergique de la femme. Du reste, cette opération est vraiment bien moins douloureuse qu'on ne le croit, car cette femme n'a jamais été maintenue, si ce n'est par la pression, que le seul aide maintenant l'abdomen pouvait exercer, et elle ne s'est jamais plainte.

A deux centimètres au-dessous de l'ombilic, incision de la ligne blanche de vingt-cinq centimètres ; séparation des tissus, couche par couche. Ce premier temps de l'opération fut très simple, cependant quatre faits à noter :

1° Épaisseur du tissu graisseux, environ huit centimètres ;

2° Vers le tiers supérieur de l'incision, sous l'aponévrose, la présence d'un bourrelet péritonéal, transversalement placé, simulant parfaitement une portion d'intestin grêle distendue par des liquides et des gaz ; l'incision de ce bourrelet laisse échapper environ trois cuillerées à bouche d'un liquide citrin, riche en flocons albumineux ;

3° L'insignifiance de l'écoulement sanguin qui a permis d'arriver sur l'utérus sans avoir besoin d'éponger ;

4° L'absence à peu près complète de douleur, une fois la peau complètement incisée, ce que je fis d'un seul trait, dans toute l'étendue déterminée.

Le globe utérin, ramené exactement par M. le Dr Chailloux sur la ligne médiane, est incisé couche par couche dans une étendue de vingt-cinq centimètres, que je dus prolonger encore de trois autres centimètres en contournant l'ombilic, la matrice en pleine contraction ne permettant pas l'introduction de la main.

J'ouvre ces trois nouveaux centimètres d'emblée, sur mon doigt, avec bistouri boutonné, la paroi abdominale d'abord, l'utérus ensuite ; et après l'avoir incisée, je déchire la poche qui était vide d'eau.

Fœtus en première position : partie droite du dos correspondant à l'incision, saillie de l'épaule et procidence du bras droit. Ne pouvant réduire le bras à cause des contractions, sans plus m'attarder, je le confie à un aide et je glisse la main jusque sous la tête qui était fortement fléchie vers l'épaule gauche. Alors me servant de ma main comme d'un levier, il me faut un grand effort pour l'amener vers l'ouverture. J'obtiens d'abord l'occiput, puis toute la tête ; et l'utérus, formant une boutonnière serrée sur le cou, je l'écarte d'une main et de l'autre je me sers des parties déjà extraites pour attirer le corps d'un enfant mâle vivant, mais en état d'asphyxie.

Pendant ce temps, M. le Dr Chailloux maintenait seul, méthodiquement, l'abdomen, et cette dernière partie de l'opération fut exécutée en beaucoup moins de temps que je n'en mets à l'écrire.

Utérus bien contracté, d'où écoulement de sang relativement minime ; section du cordon ; j'en laisse couler environ une à une et demie cuillerée de sang avant de lier, afin de désasphyxier l'enfant qui se met à s'agiter et à crier, et que je remets aux bons soins du docteur Assier.

Deux grammes de seigle ergoté d'emblée et j'attends encore quelques minutes avant d'extraire la délivrance que j'obtiens par la plaie, comme dans un accouchement naturel.

Nettoyage de la cavité abdominale ; un seul point de suture vers le milieu de l'incision de l'utérus ; quatre points de suture profonde enchevillée et cinq points de suture superficielle pour l'abdomen, en ayant soin de laisser à l'angle inférieur de la plaie une ouverture d'environ six centimètres, par laquelle un tube en caoutchouc de gros calibre ($0^{m},008$ de diamètre) est introduit jusqu'au fond de la cavité utérine, à neuf centimètres et demi de profondeur.

Le tout suivant les règles et précautions que j'ai apprises alors que j'avais l'honneur d'être le secrétaire et l'assistant de mon célèbre maître et ami, le docteur Kœberlé ; règles et précautions qui m'ont constamment guidé dans le cours de l'opération comme dans l'application des soins consécutifs [1].

Toutes les sutures ont été faites en fil de chanvre écru, ciré, n'en ayant pas d'autre sous la main ; pansement à plat ; bandage de corps.

L'opération avait duré en tout quarante minutes, pansement compris, et la perte de sang peut être évaluée à 180 ou 200 grammes au plus.

[1] Voir ma monographie : *Essai sur la gastronomie*, chez MM. J.-B. Baillière et fils, Paris, 19, rue Hautefeuille.

Tous les instruments, linges, éponges, etc., etc., avaient été passés à l'acide phénique, et avant d'opérer, pulvérisations d'acide phénique dans la chambre.

Après l'opération.

Malade très calme, très courageuse et toute joyeuse d'avoir si peu souffert. Il était quatre heures du soir. Bouillon, vin vieux, le tout froid.

Neuf heures du soir. — Ventre souple, indolore, quelques tranchées, écoulement sanguinolent par le tube abdominal ; rien par le vagin.

(Avant d'aller plus loin, je préviens que l'on trouvera sous forme de tableau, à la fin de cette observation, tout ce qui concerne le pouls, la température, les urines, la respiration, la médication et les aliments.)

Soins consécutifs.

1er décembre. — Nuit bonne ; ventre souple, indolore ; écoulement sanguinolent, léger, par le tube abdominal ; vagin chaud, sans écoulement ; tranchées.

(Lavages phéniqués, pansement et cathétérisme. Ces lavages et pansements eurent lieu jusqu'à la fin, et le cathétérisme fut pratiqué jusqu'au vingt-sixième jour, je n'y reviendrai plus.)

Vers les trois heures du soir : agitation, face vultueuse, puis abattement, soif ; fosse iliaque droite chaude et douloureuse au toucher (sangsues, aconitine, etc.).

2 décembre. — Amélioration considérable de la fosse iliaque droite ; ni chaleur ni douleur ; mais fosse iliaque gauche chaude et sensible (sangsues, glace, etc.).

Écoulement sanguinolent par le tube abdominal ; rien par le vagin.

3 décembre. — Plaie vermeille ; enlèvement des quatre épingles supérieures ; la réunion par première intention paraît assurée ; ventre indolore ; tranchées ; ni selles ni émission de gaz ; météorisme ; badigeonnage général du ventre avec collodion ; journée bonne.

4 décembre. — Vers minuit, envies de vomir ; douleurs intestinales vives dues au tympanisme ; ventre plus volumineux qu'avant l'accouchement ; délire, mais pas de douleur à la pression ; neige en pilules, tout à la glace intus et extra ; lavement fortement purgatif. A trois heures et demie, selle abondante ; tout rentre dans le calme.

Le matin : diminution notable du ventre ; malade calme et dans la journée selles et émissions gazeuses considérables sous l'influence d'un second lavement ; grand soulagement ; écoulement comme hier.

5 décembre. — Émissions gazeuses nombreuses ; ventre affaissé, indolore ; seins très gorgés, gênant les mouvements des bras ; dernière épingle enlevée.

Jusqu'ici le vagin, quoique humide, n'avait livré passage à aucune espèce d'écoulement, seul le tube de la plaie leur fournissait passage. C'est ce qui me décida à aller à la recherche de la cavité utérine par la voie vaginale, afin d'appeler de ce côté un écoulement que je considérais comme indispensable d'obtenir.

Introduisant donc doucement la main pour dilater les parties génitales encore tuméfiées, je parvins jusqu'au col dans lequel je finis par introduire, non sans difficultés, un doigt, en le dilatant par action prolongée et patiente plutôt que par force. Alors ma main et le lit furent inondés par un flot d'un liquide roussâtre, épais, fétide, mêlé de gaz, semblable à celui qui coule par le tube abdominal. Prenant mon doigt pour guide, je fis glisser un gros tube de caoutchouc dans l'utérus, où je l'enfonçai jusqu'au fond.

Ce tube mesurait $0^{m},018$ de diamètre et sa paroi $0^{m},004$ d'épaisseur.

Pour faciliter son entrée, j'avais taillé en biseau la paroi de l'un de ses bouts. Ce tube avait séjourné vingt-quatre heures dans une solution phéniquée.

Deux voies étaient ainsi ouvertes aux liquides provenant de la cavité utérine, et j'étais à même de faire des lavages internes, phéniqués, ce dont j'usai largement chaque jour ; poussant l'injection tantôt par le tube de la plaie, tantôt par le tube vaginal, la faisant alternativement entrer et ressortir par ces deux voies qui se communiquaient, jusqu'à ce que l'eau revint claire.

Ces tubes étaient aussi retirés chaque jour, soigneusement lavés et désinfectés, puis remis en place ; leur extrémité libre était enveloppée dans une toile imperméable munie d'une éponge imbibée de solution phéniquée, afin d'isoler les écoulements et de la malade et de son lit. Ces éponges et ces toiles étaient lavées et désinfectées chaque jour, aussi souvent qu'il en était besoin ; et dans la chambre on faisait de fréquentes pulvérisations d'acide phénique.

Je répétai ce lavage interne chaque matin, tant qu'il en fut besoin, c'est-à-dire jusqu'à ce que l'eau introduite par l'un des tubes cessât complètement de revenir par l'autre. J'avais ainsi la preuve que la matrice était définitivement refermée. A partir de ce moment, je raccourcis lentement le tube de la plaie, comme l'on fait dans les opérations d'ovariotomie après la chute du pédicule, et le trentième jour il ne restait plus de la plaie abdominale que le trajet filiforme donnant passage au fil de chanvre écru qui avait servi à suturer l'utérus. Bientôt nous verrons, avec étonnement, combien de temps ce fil est resté en place.

Ces lavages et autres soins minutieux ont été donnés tous les jours, et si je m'y suis arrêté c'est parce que je n'y reviendrai plus et parce que je leur attribue une grande part dans le succès.

Hæ nugæ seria ducent ;
(Horace.)

car la chirurgie vit de détails.

6 décembre. — Nuit assez bonne ; subdelirium ; sueurs abondantes au réveil ; seins en bonne voie de dégagement ; grande faiblesse ; pus abondant, non fétide, surtout par la sonde vaginale.

7 décembre. — Sommeil pénible ; rêvasseries. Presque rien par les deux tubes ; celui du vagin n'a ramené que l'eau claire de l'injection ; le liquide injecté par ce dernier revient difficilement par le tube de la plaie. Ventre absolument indolore ; gaz abondants par l'anus, mais pas de selles ; lavement purgatif. Il a fallu une grosse sonde de major en étain pour pouvoir franchir les matières durcies dans le rectum. Selle abondante. Les rêvasseries cessent ; sommeil tranquille pendant deux heures environ ; bon réveil. Malade à l'aise et calme. Écoulement par les tubes.

Vers les quatre heures du soir : tout à coup hallucinations, délire, injection des pommettes suivie d'assoupissement.

Depuis deux jours cependant, le pouls se maintenait à environ 80, la chaleur était normale ; rien n'expliquait ces accidents qui précédèrent de une heure et demie environ l'élévation rapide de la température et l'accélération du pouls (voir le tableau) sans que la malade n'ait accusé ni chaleur ni frisson. Aucun point douloureux nulle part; pas de toux ; rien d'apparent ni du côté de la plaie ni du côté des seins, ni ailleurs ; écoulement par les tubes bien rétabli et aussi abondant que de coutume; urines comme d'habitude ; pas de céphalalgie ; pas de soif; langue humide. Ni peur, ni contrariété. Gaz moins nombreux depuis la selle abondante du matin.

8 décembre. — Nuit moins mauvaise qu'on aurait pu le supposer, mais même état fébrile ; ablation des trois points supérieurs de suture profonde ; suture sèche de Kœberlé.

9 décembre. — Nuit bonne malgré l'élévation persistante du pouls. Par le vagin quantité considérable de lochies blanches et gluantes ; lochies légèrement roussâtres par le tube abdominal.

10 décembre. — Même élévation de la température et du pouls ; sonde vaginale définitivement enlevée, l'écoulement de ce côté étant bien établi.

11 décembre. — Pouls et chaleur élevés, bien que la malade ait pris : vératrine $0^{gr},032$, digitaline $0^{gr},075$; pas de nausées.

12 décembre. — Depuis hier midi jusqu'à ce matin la malade a encore absorbé, sans nausées ni autres phénomènes : vératrine $0^{gr},04$, digitaline $0^{gr},08$, mais le pouls qui, hier soir, était à 130, est descendu ce matin à 100, et la chaleur a baissé de 38°,8 à 37°,3 (vératrine et digitaline supprimées).

13 décembre. — Nuit bonne, plusieurs heures de sommeil; presque plus de fièvre; lochies blanches, abondantes par les deux voies, surtout par le vagin ; grande tendance de la plaie de l'abdomen à se refermer ; le tube est fortement repoussé vers le dehors, j'ai peine à le maintenir.

14 décembre. — Lochies abondantes.

15 décembre. — Constipation opiniâtre ; trois lavements purgatifs sans résultat ; lochies un peu diminuées.

16, 17, 18 décembre. — Selles abondantes ; lochies abondantes; grand appétit; alimentation.

Du 19 au 25 décembre. — Soins de propreté ; alimentation.

26 décembre. — Ablation de la dernière suture profonde ; urines volontaires ; selles volontaires sans lavement. La malade se tourne facilement dans son lit, se met seule sur son céant en s'aidant de la corde fixée au plancher. Elle tousse, crache, se mouche sans plus rien ressentir dans le ventre ; c'est la fosse iliaque droite qui est demeurée le plus de temps sensible. Sans la saison extraordinairement froide que nous avons, la malade pourrait se lever, mais je l'engage à attendre une température moins sibérienne ; grand appétit.

1er janvier 1880. — La malade s'est levée et a

marché presque sans être soutenue ; forte ceinture abdominale.

17 janvier. — Retour des règles qui ont duré quatre jours ; rien n'est venu par la plaie ; suppression totale du tube abdominal.

20 janvier. — Plaie abdominale cicatrisée ; il ne reste plus que le trajet filiforme qui donne passage au fil de chanvre qui a servi à suturer l'utérus.

12 avril. — Chute de ce fil *le cent deuxième jour* après l'opération. Trois jours plus tard la petite fistule, qui lui donnait passage, était complètement fermée.

Chaque fois que je cherchais à voir si ce fil qui semblait vouloir s'éterniser dans l'abdomen, céderait sous mes efforts de traction, voici ce qui avait lieu : ce fil se laissait attirer au dehors dans une longueur toujours égale de 0^{m},07, arrivé à ce point la femme disait que « *ça lui soulevait la peau du ventre,* » et quand j'abandonnais le fil à lui-même, il lui fallait, si la femme demeurait immobile, environ deux minutes pour redescendre d'une longueur égale à celle dont je l'avais attiré au dehors. Mais si elle toussait, se mouchait ou remuait, ce fil redescendait brusquement. Je ne saurais dire combien de fois j'ai cherché à retirer ce fil retardataire aux tractions duquel l'utérus obéissait en se déplaçant, chaque fois, d'autant dans la cavité abdominale, et cela sans douleur autre que celle due au choc de la matrice contre la paroi du ventre, sans troubler en rien les organes voisins.

15 mai. — J'ai revu l'opérée et son gros poupon aujourd'hui même. Depuis le 1er janvier, elle s'est levée tous les jours ; le 22 janvier elle a commencé à se promener dans sa maison à l'aide d'un bâton. Le 2 février elle a fait sa première sortie ; à partir de ce jour, elle a repris peu à peu ses occupations. Depuis la chute de la ligature utérine, elle s'est remise à tous ses travaux habituels, roulant lestement de pesantes brouettées d'herbes et ne voulant plus entendre parler de ceinture. A partir du 17 janvier 1880, les règles reviennent aux époques voulues ; elles sont normales comme durée et quantité. Pas de fleurs blanches. Les douleurs qui avant l'opération revenaient à toutes les apparitions mensuelles, n'ont jamais reparu depuis, et elles ne sont jamais venues par la plaie qui ne présente plus aujourd'hui qu'une cicatrice linéaire de quatre centimètres et demi environ.

« De tout ce qui s'est passé, me disait ce matin « cette femme, je n'ai plus qu'un lointain souvenir. « Je vis, je vais, je travaille, je fonctionne tout « comme avant, et mon enfant vient à mer- « veille. »

Réflexions.

J'ai cru devoir donner *in extenso* la relation de cette opération rare, *trop rare peut-être*, parce que dans nos résolutions nous laissons une large part aux craintes et aux appréhensions des hommes éminents qui nous ont précédé dans la carrière. Les grands exemples comme les sages préceptes qu'ils nous ont légués leur survivent et font sentir leur influence longtemps après eux. Chaque jour cependant la science marche, les moyens d'action deviennent plus nombreux, plus sûrs, mais il faut toujours un long temps, non seulement pour rompre avec les anciennes habitudes, mais même pour douter de leur peu de valeur et reconnaître leur inutilité.

Ambroise Paré, malgré son tact exquis et son rare génie, ne nous en fournit-il pas la preuve? Ne subissait-il pas l'influence des us et coutumes, quand il raconte, avec détails, les inquiétudes et les angoisses qu'il éprouva, ce jour, où manquant d'huile bouillante, il dut, avec grands regrets, laisser, sans les y plonger, suivant les règles établies, les moignons d'un grand nombre d'amputés? Et n'est-ce pas avec insistance qu'il exprime son étonnement et sa satisfaction en constatant, le lendemain, que ceux, qui lui avaient fait passer une si mau-

BIBLIOTHÈQUE NATIONALE R.F. IMPRIMÉS

vaise nuit, se trouvaient précisément dans les meilleures conditions de guérison ?

Il y a peu d'années encore, ne professait-on pas les craintes les plus grandes à l'endroit du péritoine? et cela d'une façon générale, absolue, peu susceptible d'exception; si bien que, en 1858, l'Académie de médecine de Paris proscrivait l'ovariotomie, comme, au temps d'Ambroise Paré, le collège de chirurgie avait proscrit l'opération césarienne. Cependant, quatre ans plus tard (1862), Kœberlé opérait quatre fois dans la même année, enregistrant quatre succès [1].

Aujourd'hui, on ne compte plus les opérations d'ovariotomie déjà dépassées par la méthode de Porro.

Car les craintes et appréhensions des plaies du péritoine, toujours si légitimes quand il s'agit d'un péritoine sain, pâlissent presque jusqu'à disparaître, si ce péritoine a été préalablement aguerri par les chocs et frottements réitérés que lui font subir les tumeurs ovariques ou fibreuses.

[1] Je suis heureux de reproduire ici les résultats obtenus par Kœberlé, dans ses 82 premières opérations, dont j'ai eu connaissance jusqu'en 1868.

Adhérences nulles.........	20 opérations.	3 morts.	17 succès,..	ou 85 %
id. légères........	16	3	13	81
id. graves	33	18	15	45
Ovariotomies doubles......	11	5	6	54
Ovariotomies doubles avec extirpation de la matrice.	2	1	1	50
Résultats d'ensemble.	82 opérations.	30 morts.	52 succès...	ou 63 %

Or, chez la femme à terme, le péritoine n'a-t-il pas pendant de longs jours subi les chocs et frottements de l'utérus ? N'a-t-il pas vu s'émousser progressivement son exquise susceptibilité ? Ne s'est-il pas aguerri pour le jour du grand travail ? Et même en dehors de cette préparation du péritoine aux traumatismes, ouvrir volontairement la cavité abdominale pour des raisons diverses n'est pas une opération née d'hier, et pour peu que l'on fasse des recherches, on trouve des faits nombreux, dus, quelques-uns à des hommes grossiers et étrangers à la science, d'autres, à des chirurgiens hardis, souvent heureux.

Athénée (liv. XII, Δειπνοσοφιστων) rapporte, d'après Xanthus, qu'Andramystès, roi de Lydie, avait fait pratiquer la castration à des femmes destinées à remplacer les eunuques. D'après Hésychius et Guidas (frag. *Hist. Grœcorum,* édit. de Firmin Didot, 1841), Gygès, roi de Lydie, aurait fait subir la même opération à des femmes dans le but peu légitime de prolonger leur jeunesse.

Pline raconte qu'un certain Praxagoras, dans les cas d'Iléus, fendait le ventre, enlevait l'obstacle, recousait le tout et guérissait ses malades. — *Nil novi sub sole !*

En 1500, Jacques Nufer, châtreur de cochons dans un village suisse, pratiqua l'opération césarienne sur sa propre femme, et il sauva et la mère et l'enfant. Ce fait est rapporté par G. Bauhin, professeur à l'Académie de Bâle, lequel vivait à la fin du XVIe siècle et avait connu plusieurs enfants de l'opérée.

Régnier de Graaf, en 1672 (*de Semine muliebri*), parle d'un paysan (Rusticus) qui, du témoignage de Wiérus, châtra sa propre fille surprise en flagrant délit (*ut erat forte sues fœminas castrandi peritus.*)

Pott, dans son *Traité des hernies*, cite une demoiselle à laquelle il dut enlever les deux ovaires herniés et irréductibles, et cela sans que la santé générale de la jeune fille eut à en souffrir, seulement les seins s'affaissèrent et les règles ne reparurent plus.

En 1831, le 28 décembre, mon beau-père, M. Gimon, docteur-médecin, à Thouars (Deux-Sèvres), pratiqua à la Chapelle-Godin l'opération césarienne sur une femme appelée Révéraud. Il avait été appelé par feu M. Buane, officier de santé à Argenton. L'opération fut faite, comme on la faisait alors, par le procédé de Levret. Mon beau-père ne revit plus cette opérée qui succomba vers le vingtième jour à une métro-péritonite. L'enfant qui fut extrait vit encore aujourd'hui. Il est bien probable que si cette femme eût pu jouir des soins et moyens dont on use actuellement, le résultat aurait été aussi favorable pour la mère que pour l'enfant. Mais une distance d'environ trente kilomètres et des neiges abondantes avaient empêché de donner à cette opérée les soins et la surveillance indispensables dans l'espèce.

Ici même, à Longué, je connais une femme qui a subi l'opération avec succès pour elle (enfant mort), il y a de cela environ seize années. Elle fut opérée par feu Mothreuil, alors médecin à Allonnes. Cette femme s'appelle Blin ; elle a aujourd'hui cinquante-cinq ans et est mariée en secondes noces. D'après la position de la cicatrice, l'opération a été faite par le procédé de Levret. Elle m'a affirmé que la plaie avait mis quatre mois à se cicatriser, qu'elle avait gardé le lit huit mois consécutifs, qu'elle n'avait jamais plus souffert de son opération à compter de deux années, après l'opération complètement guérie, et que l'eau froide avait fait la base du traitement.

J'ignore quel pouvait être l'obstacle, car cette femme est de taille moyenne et ne me semble pas présenter de rétrécissement appréciable au toucher. Le travail durait depuis six jours et elle était sans connaissance depuis cinquante heures quand on l'opéra.

Fait à noter : les règles n'ont jamais reparu, bien que depuis la puberté jusqu'à la grossesse elles eussent toujours été très régulières et très normales. Pas de nouvelle grossesse.

Aurait-on, dans l'espèce, précédé M. Porro dans son *modus faciendi ?*

Quoi qu'il en soit, l'opération réussit pour la

mère. Du reste, plus de doutes aujourd'hui ; aux grands traumatismes, il faut l'air pur de la campagne, et je pourrais invoquer ici bon nombre de faits qui me sont personnels : amputations, désarticulations, ablations de tumeurs diverses, blessures profondes et étendues faites avec des faulx, des haches, taille hypogastrique, hernies, qui toutes ont guéri par première intention.

On cite même, tout près de Longué, une fermière, Mme B..., actuellement très bien portante, qui, il y a environ trois ans, eut le ventre fendu par un coup de corne de vache ; son mari la recousit et elle guérit sans encombre ! — *Durum genus...*, disait Horace.

De nos jours cependant, deux camps sont encore en présence et en fait d'opération césarienne « *ait unus, negat alter.* » Néanmoins depuis quelques années, un vent propice paraît devoir souffler, et, s'il est vrai qu'à Paris, en Angleterre, dans les grands centres, l'opération a souvent échoué, il ne faut pas oublier que pour le reste de la France et l'Allemagne la proportion des guérisons est importante, un tiers d'après M. Sédillot. A Strasbourg, M. le professeur Stolz dans ses quatre premières opérations a obtenu quatre succès complets pour la mère et l'enfant. MM. Bach et Held ont guéri leurs opérées. Qu'on n'aille pas croire que cette pratique heureuse soit le privilège exclusif des grands maîtres. J'ai connu dans l'Est des médecins qui, sur un plus modeste théâtre, n'ont pas été moins heureux ; entre autres, le père d'un de mes bons collègues et amis, M. Steinbrenner, docteur-médecin à Saarunion qui, dans sa localité, compte deux succès sur deux tentatives. Dans le département de la Creuse, M. Guizard réussit six fois sur six opérations.

Faits plus remarquables encore. Stoltz, dans son article opération césarienne (*Dict. Jaccoud*, t. VI), dit : « Dix-sept fois à notre connaissance l'opéra- « tion a été pratiquée à plusieurs reprises sur la « même personne ; une d'entre elles l'a subie cinq « fois, dont quatre fois avec succès. »

Les résultats obtenus dans les opérations césariennes pratiquées dans les cas de grossesse extra-utérine ne sont pas moins remarquables.

Le 15 juillet 1865, Kœberlé opérait une femme âgée de 29 ans portant un utérus bicorne, dans la corne gauche duquel s'était développé un fœtus jusqu'au septième mois. Lors de l'opération, la mort du fœtus datait déjà de vingt et un mois. La femme guérit promptement et rapidement.

A propos de ce succès, Kœberlé a trouvé dans les auteurs huit autres opérations césariennes pratiquées d'emblée dans les grossesses extra-utérines. Ces huit cas donnèrent cinq guérisons, ou 62,5 guérisons pour cent opérées. Sensiblement le même résultat général que pour les opérations d'ovariotomie (63 sur 100).

Ces résultats heureux ne prouvent-ils pas, ainsi que je le disais plus haut, que l'opération césarienne est peut-être trop rarement pratiquée aujourd'hui, surtout à la campagne ?

Maintenant que les faits sont plus circonstanciés et plus nombreux, le moment ne serait-il pas venu de comparer, dans une statistique rigoureuse, les chances et bénéfices de l'opération césarienne avec les chances et bénéfices que procurent les opérations si diverses et si hasardeuses que l'on pratique dans les cas de distocie ? opérations où l'enfant est nécessairement sacrifié et où la mère bien souvent succombe.

Quos dulcis vitæ exsortes, ...
Abstulit atra dies, et funero mersit acerbo !

(Enéide, liv. VI.)

Mais en attendant ces recherches sérieuses qui, malheureusement, ne peuvent se faire que dans un grand centre où les matériaux abondent, aujourd'hui qu'à l'eau froide nous joignons les alcaloïdes et la méthode antiseptique, aujourd'hui que les succès incontestés de l'ovariotomie nous montrent la route, ne doit-on pas prêter une oreille attentive à ce sage conseil de Celse : « *Melius anceps consilium, quam nullum.* »

Un mot sur une particularité de l'opération. J'ai souvent été étonné de la désespérante persistance (cent-deux jours) avec laquelle le fil qui liait l'utérus se refusait à tomber, et j'ai soigneusement noté les mouvements d'ascension et d'abaissement que, presque tous les jours, en cherchant à obtenir ce fil retardataire, je faisais exécuter à l'utérus. Chaque fois je faisais parcourir à cet organe une étendue, toujours sensiblement la même, de sept centimètres, sans qu'il en résultât le moindre préjudice pour la malade ou pour les organes ambiants. Ce fait, répété souvent plusieurs fois de suite, me faisait penser aux cas de flexions irréductibles de la matrice, me remettant en mémoire ce passage des *Éléments de pathologie* de Nélaton (p. 759, t. V) : « Il ne faut pas oublier que les moyens dirigés « contre les flexions utérines sont loin d'être tou- « jours efficaces et qu'ils ne sont pas sans danger, « en effet : 1° il n'est pas toujours possible, à « l'aide des diverses espèces de redressement, de « relever la courbure de l'utérus ; 2° il est extrê- « mement fréquent de voir le déplacement se repro- « duire aussitôt que l'on a enlevé l'instrument ; « 3° l'introduction des instruments dans la cavité « utérine détermine souvent des douleurs extrê- « mement vives, provoque des métrites, des péri- « tonites plus ou moins étendues, des phlegmasies « péri-utérines ; on a signalé un certain nombre de « cas de morts survenues à la suite de l'emploi des « redresseurs. » Et je me demandais si dans certaines conditions spéciales, on ne tenterait pas un jour le redressement de l'organe par la voie hypogastrique plutôt que par la voie vaginale.

Freind, dès le commencement du XVIIIe siècle, n'écrivait-il pas dans son Histoire de la médecine : « *Difficile profecto est in universum judicare quod* « *in chirurgia fieri nequeat !* »

20 juin 1880.

CATERNAULT,

Docteur-médecin.

TABLEAU SYNOPTIQUE

DATES.	POULS	CHALEUR	RESPIRATION	URINES.	MÉDICATION.	ALIMENTATION.
1879 30 Novembre. Soir.	80	37.5	20	1/2 litre : claires.	Aconitine, 0 gr., 001 par heure. Cathétérisme (jusqu'au 26 janvier).	Vin vieux } froids. Bouillon }
Décembre. 1 Matin. Soir.	90 110	39 4 37.5	20 40	1/3 id. id. 1/3 id. id.	Lavages phéniqués, tous les jours. Pulvérisations, id. id. 24 sangsues, 4 par 4 succes[t], fosse iliaque droite Aconitine, 0.002 } chaque heure. Strychnine, 0.002 }	id.
2 Matin. Midi. Soir.	100 100 95	38.6 38 6 37.9	40 36 30	1/2 id. id. 1/4 id. id. 1/3 id. id.	12 autres sangsues, 4 par 4, fosse iliaque gauche. Aconitine et strychnine, id. Vessies d'eau glacée.	Bouillon. Supprimer le vin.
3 Matin. Midi. Soir.	86 100 90	37.7 38.5 37.5	30 36 28	1/2 id. id. 1/2 id. id. 1/3 id. id.	Hydroferrocyanate de quinine, 0.004 par h[re]. Vessies de glace. Badigeonnage de tout l'abdomen au collodion.	Café pur } froids Café au lait } Lait } L. de poule }
4 1 h. du mat. Matin. Midi. Soir,	78 80 80 100	37.5 37 37.5 38.2	30 24 26 36	.... 1/2 id. id. 1/3 id. id. 1/3 id. id.	Neige en pilules. Morceaux de glace. Glace sur le ventre. Lavement purgatif. Frictions sèches sur l'estomac. Brucine...................... 0.001 } chaque Hydroferrocyanate de quinine. 0.002 } heure.	A partir de ce moment tous ces aliments ont été congelés et donnés sous forme de glace.
5 Matin. Midi. Soir.	94 90 100	37.8 37.6 37.5	28 27 28	1/2 id. id. 1/3 id. id. 1/3 idi id.	Arséniate de quinine, 0.003, chaque 2 heures.	id.
6 Matin. Midi. Soir.	80 85 80	37.5 37.4 37.6	30 30 28	1/2 id. id. 1/4 id. id. 1/3 id. id.	id.	id.
7 Matin. Midi. Soir.	80 80 106	37.2 37.3 37.9	26 26 30	1/3 id. foncées. 1/4 id. id. 1/7 id. id.	id., le matin. A partir de 6 heures 1/2 du soir : Veratrine......... 0.002 } Arsén[te] strychnine. 0.001 } chaque heure. id. caféine...... 0.002 } Sulfate de quinine. 0.050 }	id.
8 Matin. Midi. Soir.	104 102 108	37.9 37.5 38	20 » »	1/4 id. id. 1/4 id. id. 1/4 id. id.	Veratrine......... 0.001 } Strychnine........ 0.001 } chaque heure. Caféine.......... 0.003 } Sulfate de quinine. 0.050 }	id.
9 Matin. Midi. Soir.	100 106 100	38.1 38 37.9	» » »	1/3 id. très fonc. 1/7 id. id. 1/4 id. id.	Digitaline......... 0.002 } Aconitine......... 0.002 } chaque heure. Strychnine........ 0.001 } Sulfate de quinine. 0.050 }	id.
10 Matin. Midi. Soir.	100 120 120	37.7 38 37.9	25 » »	1/3 id. id. 1/4 id. id. 1/3 id. id.	id.	id.
11 Matin. Midi. Soir.	120 125 130	38.6 38.5 38.5	40 40 35	1/4 id. id. 1/6 id. id. 1/6 id. id.	Digitaline......... 0.002 } Aconitine......... 0.002 } ch. 1/2 heure. Strychnine........ 0.001 } Sulfate de quinine. 0.050 }	Les aliments sont donnés froids, mais non plus glacés.

DATES.	POULS	CHALEUR	RESPIRATION	URINES.	MÉDICATION.	ALIMENTATION.
12 Matin. Midi. Soir.	100 90 90	37.3 37.3 37.5	20 » »	1/2 id. presq. cl. 1/3 id. id. 1/4 id. id.	Hydroferrocyanate de quinine, 0.004 ch. h. à partir de midi.	En plus : Tapioca froid avec viande crue par cuillerée.
13 Matin. Midi. Soir.	80 80 85	37.3 37.3 37.3	» » »	1/2 id. claires. 1/2 id. id. 1/2 id. id.	Hydroferrocyanate de quinine, 0.003 ch. h.	id.
14 Matin. Midi. Soir.	90 80 80	37.5 37.5 37.8	» » »	3/4 id. id. 1/2 id. id. 1/2 id. id.	Néant.	id.
15 Matin. Soir.	90 100				Hydroferrocyanate de quinine, 0.004 ch. 2 h. 3 lavements purgatifs dans les 24 heures.	id.
17 Matin. Soir.	80 80	37.6 37.7	20 »	1/2 id. id. 1/2 id. id.	Pilules à l'iodure de fer, et vin de quinquina (à continuer).	Tout ce qui peut faire plaisir à la malade.
18 Matin. Soir.	85 90	37.5 37.8	» »	3/4 id. id. 1/2 id. id.	id.	id.
19 Matin. Soir.	90 92	37.7 37.7	» »	1/2 id. id. 1/2 id. id.	id.	id.
20 Matin. Soir.	72 70	37.3 37.3	» »	3/4 id. id. 1/2 id. id.	id.	id.
21 Matin. Soir.	75 75	37.50 37.50	» »	1 id. id. 3/4 id. id.	id.	id.
22 Matin. Soir.	78 80	37.7 37 7	» »	3/4 id. id. 3/4 id. id.	id.	id.
23 Matin. Soir.	72 75	37.6 37.5	» »	1 id. id. 3/4 id. id.	id.	id.
24 Matin. Soir.	75 75	37.6 37.7	» »	1 id. id. 1 id. id.	id.	id.
25 Matin.	75 75	37.6 37.6	» »	1 id. id. 3/4 id. id.	id.	id.
26	Urines et selles volontaires.				Cessation des pulvérisations d'acide phénique dans la chambre.	
	id.				A partir de ce jour les lavages de la plaie ne sont plus faits qu'à l'eau et au vin.	
1880. — 12 Avril. Chute tardive de la ligature de l'utérus; et trois jours après cicatrisation complète.						

www.ingramcontent.com/pod-product-compliance
Ingram Content Group UK Ltd.
Pitfield, Milton Keynes, MK11 3LW, UK
UKHW012126240726
13965UKWH00005B/1991

9 782013 043144